Entspannen in 5 Minuten für Manager & Co.

von

Alois Stefan Dallinger

Entspannen in 5 Minuten für Manager & Co.

von

Alois Stefan Dallinger

München
2002

Ich bedanke mich sehr herzlich bei
Dr. Horst Mangold (Internist) für die hilfreiche
Unterstützung.

Herstellung: Books on Demand GmbH

ISBN 3-8311-4277-7

Die einzelnen Kapitel meines Ratgebers

Wichtiger Hinweis

Mit diesem Ratgeber lernen Sie auf einfachste Weise verschiedene Massage- und Entspannungsformen. Das dient Ihrem körperlichen und seelischen Wohlempfinden und fördert die Ausgeglichenheit.

Zur Behandlung bestehender Krankheiten oder Störungen, Wunden oder Allergien ist sie ungeeignet. Auch von Eigendiagnose und / oder Eigentherapie sollte unbedingt Abstand genommen werden, dies ist Sache eines erfahrenen Therapeuten oder Arztes.

Die Massage- und Entspannungsformen können keine schulmedizinisch notwendige Behandlung ersetzen, noch eine Verzögerung einer solchen bewirken.

Vorwort

8 Uhr morgens in Deutschland – Ihr erstes Meeting ist bereits im Gange, Sie sind zu spät – wieder im Verkehr stecken geblieben. Der im Sturzflug hinuntergeschüttete Kaffee hat Ihnen fast den Gaumen verbrannt, an ein richtiges Frühstück war nicht zu denken. Der Stress der letzten Tage hat Sie nun wieder voll eingeholt. Ist das Lebensqualität? Sind Sie nur auf dieser Welt um zu arbeiten? Wie lange möchten Sie den Raubbau mit Ihrem Körper noch fortführen? Ist es nicht längst Zeit umzudenken, etwas für sich selbst zu tun?

Das ist gar nicht so schwer, versuchen Sie es doch einfach - mit nur 5 Minuten am Tag sind Sie dabei.

In diesem Ratgeber stelle ich Ihnen fünf verschiedene Entspannungsübungen vor, die auf Körper, Geist und Seele wirken und deren Einheit hervorheben.

Sie erlernen Entspannungs- und Massagearten, die Ihr Wohlbefinden steigern und Sie befähigen, sich selbst Kraft zu geben. Dabei sind die Übungen nicht mit großer Anstrengung verbunden und immer und überall einsetzbar. Entdecken Sie die positive Wirkung dieser Übungen, die ohne esoterische

Begriffe, anschaulich und leicht verständlich erklärt werden. Dabei soll Ihnen keine umfangreiche und langatmige Lektüre im Vorfeld Kraft rauben, stattdessen können Sie sofort loslegen.

Die einzelnen Übungen sind so aufgeteilt, dass jede für sich abgeschlossen ist und nur ca. 5 Minuten Ihrer Zeit beansprucht. Das sollte Sie jedoch nicht davon abhalten, die einzelnen Übungen bei Gelegenheit auch am Stück durchzuführen.

Zuerst zeige ich Ihnen, wie Sie neue Energiequellen finden und diverse Energieräuber ausschalten können.

Versuchen Sie, schon beim Durchlesen ein wenig zu entspannen!

Einleitung

Seit Jahrtausenden schätzt man die Kunst der Massage und die Kraft der positiven Energien in allen Kulturen der Erde und hat diese bis hin zur Perfektion weiterentwickelt. In den unterschiedlichsten Schichten, Klassen und Kasten fanden Massagekunst und Energiearbeiten hohen Anklang.

Zeugnisse davon finden wir in Europa in zahlreichen antiken Gebäuderesten wie z. B.: Schwitzbädern, Solarien, Gymnasien (heutigen Fitnessstudios) und großen Badeanstalten samt deren Massageabteilungen. Letztere hatten spezielle Sklaven, die nur den Massage-, Verwöhn- und Pflegebereichen zugeteilt waren. Hochrangige Persönlichkeiten hatten solche „Fachkräfte“ sogar in ihren Privathaushalten, nicht zuletzt aus Prestige.

Wechseln wir nun in den asiatischen Raum, in dem sich die Hochkultur der Massage entwickelte. Dort finden wir die größte Anzahl unterschiedlicher Massagetechniken. Sie wurden bis ins kleinste Detail überliefert und genauestens und streng über Jahrhunderte weitergelehrt. Die Masseure waren dort häufig den Ärzten an Rang und Würde ebenbürtig.

Noch heute behandeln Masseure in den asiatischen Ländern viele Schmerzerkrankungen. Der Massagekult hinkt in seiner Bedeutung der alten Zeit nicht hinterher.

Massagearten wie Akupressur (China), Shiatsu, die japanische Variante der Akupressur (wörtlich: *Shi* Finger, *Atsu* Druck), Ayurveda (Indien u. Sri Lanka, wörtlich: welche Wonne!), Reflexzonenmassage haben sich auch bei uns bewährt und erfreuen sich großer Beliebtheit. Ihre Techniken stammen aus alten Zeiten, sind uns aus fernen Ländern und Zivilisationen überliefert und werden noch heute in ihren ursprünglichen Formen angewandt.

Für jeden ist wohl etwas Passendes dabei. Nur wenige Menschen werden es nicht genießen, wenn sich Verspannungen lösen, die Durchblutung angeregt wird, der Kopfschmerz verschwindet und vieles mehr.

Die wohltuenden Eigenschaften der Berührung sind wohl einzigartig und weit weg von jeglicher Scharlatanerie.

Neue Energiequellen finden

Schlafen

In einem gesunden Schlaf finden wir wieder neue Kräfte und Erholung, einen Zustand der vollkommenen Regeneration. Das wäre das Ziel unseres Schlafes, doch meist quälen uns irgendwelche Alltagssorgen. Wir sollten lernen wieder fest und gut zu schlafen. Warum nicht einfach diese Massage vor dem Einschlafen durchführen, um wirklich gut einzuschlafen und das Unterbewusstsein ein bisschen von dem Ballast freizumachen, der uns die Kräfte entzieht.

Atmen

Nur wenn wir tief und bewusst Atmen gelingt es uns, Giftstoffe besser auszuscheiden und unsere Lungen mit frischem Sauerstoff zu befüllen. Wir haben auch die Möglichkeit uns selbst zu stimulieren, indem wir uns auf die Atmung konzentrieren und dabei entspannen. Nutzen Sie diese Chance, ihren Atem zu lenken und diese Kraftquelle auszuschöpfen.

Ernährung

Bitte beachten Sie, dass alles, was in Ihren Körper hineinkommt, auch eine dort eine Wirkung hervorruft. Um so gesünder und ausgewogener Sie Ihre Ernährung gestalten, desto mehr positive Energie werden Sie mit Ihrer Nahrung aufnehmen können. Geben Sie Ihrem Körper das, was er braucht. Er wird es Ihnen danken.

Im Buchhandel finden Sie ein äußerst umfangreiches Sortiment zu diesem Thema, und ich selbst weiß, wie schwer es einem fällt, diese Ratschläge einzuhalten. Wer kennt das nicht: hektische Mahlzeiten, ob morgens das hinuntergeschlungene Frühstück, mittags in der Kantine oder das belegte Brötchen zwischendurch. Ein guter Rat ist hierbei die Nahrungsergänzung durch das zu ihnen passende natürliche Produkt, z. B. die schon in alten Zeiten verwendeten Mittel wie Algen, Aloe Vera etc. Fragen Sie dazu einen Arzt, Apotheker oder auch in einem Wellness-Institut Ihres Vertrauens nach.

Positive Lebenseinstellung

Die Kraft der positiven Lebenseinstellung ist wohl jedem bekannt und mittlerweile auch unbestritten. Auch wenn wir es nicht immer schaffen, diese Kraft zu nutzen, sollten wir versuchen, wieder dorthin zurückzufinden und negative Lebensumstände etwas von uns wegzurücken, damit positive Energien wieder Einzug halten können. Denken Sie an eine schöne Begebenheit und lassen Sie diese Stimmung in ihr Inneres vordringen. Kosten Sie jeden Augenblick, der positiv geladen ist, voll aus und schwelgen Sie immer wieder in der Kraft dieser Erinnerung.

Angenehme Umgebung

Feng Shui ist ein Begriff, der mittlerweile vielen von uns geläufig sein dürfte und mit dem sich manch einer vielleicht schon näher befasst hat. Feng Shui (wörtlich: *feng* Wind / *shui* Wasser) hat seinen Ursprung im alten China und ist eine geomantische Kunst, die der menschlichen und spirituellen Entwicklung dient. Praktische Anwendung findet sie bei der harmonischen Gestaltung von Wohn-, Arbeits- und Lebensräumen. Dabei werden die Räume so gestaltet, dass positive Energie freigesetzt und bewahrt werden kann. Ein Bereich, der so umfangreich ist, dass ich ihn nur erwähnen kann. Lassen Sie sich hierbei inspirieren von dem immensen Angebot im Buchhandel.*

Doch einige Regeln sind einfach nachzuvollziehen und schnell mitzuteilen: Ordnung und Sauberkeit, regelmäßiges Ausräumen und Aussortieren, um Platz zu schaffen für Neues und um Altes und Negatives gehen zu lassen.

Gesunde Lebensführung

Versuchen Sie, ab und zu auch ein bisschen Zeit für sich selbst zu finden, um abschalten zu können und auch ihre eigenen Gedanken fliegen zu lassen. Ein wenig Bewegung und Fitness tut mit Sicherheit jedem von uns mehr als gut. Alkohol und Nikotingenuss sollten auf ein Normalmass reduziert werden. Die unnötigen Stressfaktoren sollten erkannt und eliminiert werden, die übrigen reichen wohl, oder? Wir sind in den Alltagsmühlen gefangen und müssen immer mehr versuchen, uns Freiräume zurückzugewinnen.

Tausende von Büchern, Reportagen und Berichten decken diesbezüglich ein breites Spektrum ab. Werfen Sie mal einen Blick hinein.*

Die richtige Atmosphäre

Nehmen Sie sich bitte diese 5 Minuten Zeit und stellen währenddessen das Telefon ab oder zumindest auf lautlos. Sie werden es sich selbst danken. Haben Sie die Möglichkeit das Licht zu dämpfen, dient das noch ein wenig mehr der Entspannung. Legen Sie die Beine hoch. Mit Ihrer Lieblingsmusik runden Sie schließlich diesen Bereich ab.

---

* Im Anhang stelle ich Ihnen eine kleine Auswahl zu diesem und ähnlichen Themen vor.

Kraft- und Energieräuber erkennen und beseitigen

Stress

Obwohl Stress positiv sein kann – man spricht dann vom sogenannten Eu-Stress – gehört er doch meist zu einem der schlimmsten „Energiediebe“. Er kann uns so richtig „fertig“ machen und „runterziehen“ und führt darüber hinaus nicht selten zu Krankheiten. Dabei baut er sich meist langsam und unmerklich auf und gewinnt irgendwann so viel Platz in unserem Leben, dass es kaum möglich ist, sich zu wehren. Doch sollten wir dabei bedenken, welcher Stress „hausgemacht“ ist, wir also selbst die Schuld an der Vergeudung unsere Energiereserven tragen.

Wann haben Sie zum letzten Mal ihre Seele baumeln lassen und versucht, den Stress weit von sich zu schieben oder gar zu vergessen. Zumindest verdrängen sollten Sie ihn können. Ein Weg dazu ist die weiter unten beschriebene Massage.

Falsche Ernährung

Wenn das Essen nur noch schlapp und müde macht, das Kantinenessen und die Wurstbrötchen uns nicht mehr die positive Energie geben, die wir brauchen, und auch der in aller Hektik hinuntergeschüttete Morgenkaffee keine Wirkung mehr zeigt, sollten wir spätestens beginnen, umzudenken und neue Wege zu suchen, um unserem Körper das zu geben, was er braucht.
In unserer Gesellschaft haben wir leider verlernt, in Ruhe zu essen und zu trinken und zwar unseren persönlichen Bedürfnissen entsprechend. Es ist leider nur bedingt möglich, unbehandelte und wirklich frische Nahrungsmittel zu kaufen.

Nahrungsergänzungsprodukte erfreuen sich seit einiger Zeit immer größerer Beliebtheit. Achten Sie bitte bei ihrer Auswahl genau darauf, was Sie kaufen, da auf diesem Gebiet wirklich viel angeboten wird, das wenig oder keinen Sinn erfüllt.

Lassen Sie sich von einem Fachmann beraten, z. B. von einem Ernährungsberater, einem sogenannten Ökotrophologen, über den z. B. mittlerweile beinahe jede Krankenkasse verfügt.

Bewegungsmangel

Gehören Sie auch zu der Gruppe Menschen, die durch ihren Arbeitsalltag an Bewegungsmangel leidet?

Der gute Vorsatz, etwas Sport zu machen, ist meist vorhanden, aber die Taten lassen auf sich warten.

Hier muss ich mich selbst an der Nase fassen und gestehen, wie schwer es ist, sich immer wieder neu zu motivieren.

Seien Sie nach einem stressigen Arbeitstag im Büro oder Geschäft noch etwas körperlich aktiv, statt nur die Füße hochzulegen!

Denn nicht nur die Muskeln schreien um Hilfe, indem Sie sich mit Verspannungen melden, der ganze Körper braucht unsere Mitarbeit. Denn Sie sollten sich immer ganzheitlich betrachten.

Es ist schon ein Anfang, mal wieder einen schönen ausgedehnten Sparziergang zu unternehmen, und ein bisschen Sport wirkt schon wahre Wunder.

Probieren Sie es doch einfach mal aus. Es muss ja nicht gleich ein Zehn-Jahres-Vertrag im Fitnessstudio sein; vor allem hingehen ist wichtig!

Elektrosmog

Es gibt zwar keine 100%igen Beweise, inwieweit der sogenannte Elektrosmog für den Menschen schädlich ist, und doch verspüren immer mehr Leute ein Unwohlsein in der Nähe von starken elektrischen Feldern und Strahlungsbereichen. Schauen Sie sich doch kurz in ihrer Umgebung um, wie vielen Strahlungsquellen setzen Sie sich täglich aus?

Ob es nur ein Märchen ist oder Realität, sollten Sie bis zu einer endgültigen Klärung selbst entscheiden.

Verspannungen

Falsche Körperhaltung und Stress sind eine der häufigsten Ursachen für Verspannungen. Diese martern uns und breiten sich aus im Körper aus. Die Halswirbel schmerzen, der Rücken krümmt sich und Kopfschmerzen machen sich breit. Unser ganzer Körper schreit nach Entspannung und Ruhe. Tiefenentspannung ist das richtige Mittel, um neue Kräfte zu sammeln, damit wir die Stresssituationen besser meistern können.

Ärger

Wenn sich Unmut in unserem Gemütszustand breit macht, beeinflusst er unser Leben im negativen Sinne. Hier wird unser Durchsetzungsvermögen benötigt, um diese Situation zu verarbeiten.

In einigen Fällen wird es uns schwer ankommen, dem Ärger auszuweichen, doch sollten wir damit beginnen, die Ursache zu beseitigen, wo es möglich ist. Lassen Sie einfach mal Dampf ab und sprechen Sie aus, was Ihnen „stinkt" und was geändert werden sollte.

Angst

Viele Dinge und Situationen in unserem Alltag bereiten uns Angst. Jeder Mensch kennt dieses Gefühl, und Angst zumindest als Dauerzustand tut uns nicht gut. Phobien vor irgendwelchen Tieren, Situationen und Menschen beeinflussen unser Leben, und wir sollten darauf achten, dass unsere Angst nicht überhand nimmt. Wir sollten lernen, mit diesen Situationen besser zurechtzukommen, dass Angst uns nicht negativ, also kraftraubend beeinflusst, sondern wir wieder zu unserer Mitte finden. Ziel ist es, uns zu stärken und das zu geben, was wir brauchen.

Burnout-Syndrom

Das Burnout- oder chronische Müdigkeitssyndrom tritt häufig bei Berufstätigen auf, die unter arbeitsbedingten Ängsten, z. B. davor den Arbeitsplatz zu verlieren, oder unter zu starkem Leistungsdruck gepaart mit ständiger Überforderung tätig sind. Es beginnt mit dem Gefühl, dass etwas nicht in Ordnung ist, Unlust kommt hinzu, Konzentrationsschwäche in Verbindung mit chronischer Müdigkeit, die sich auch im Privatleben fortsetzt, folgen.

Wir fühlen uns nutzlos, traurig, am falschen Platz und eine Leere im Inneren gewinnt die Oberhand. Ich fürchte, viele kennen dieses Gefühl.

Suchen Sie den Ausweg aus diesem Kreislauf des Ausgelaugtseins, der Angst und des ständigen Gefühls, überfordert zu sein. Geben Sie sich nicht geschlagen und suchen Sie in ihrem Inneren nach Ihren Stärken.

Fünf Entspannungsübungen

1. Die Finger-Druckpunktmassage

Bitte konzentrieren Sie sich bei der folgenden Übung besonders auf die Atmung.

Beim Einatmen: Den Massagepunkt suchen

Beim Ausatmen: Auf diesen Punkt sachte Druck ausüben

Atmen Sie ruhig und gleichmäßig. Nur bewusstes Ein- und Ausatmen garantiert eine erfolgreiche Massage.

Hinweise:

- Generell dürfen Sie nicht mit festem Druck auf den Blutbahnen massieren, die an der Hautoberfläche gut sichtbar sind.
- Auf den Fingergelenken immer mit geringem Druck arbeiten (Schmerz- und Verletzungsgefahr).

Bei der Finger-Druckpunktmassage massieren Daumen und Zeigefinger der einen Hand jeweils einen Finger der anderen Hand an einem Gelenk oder an einem Punkt zwischen zwei Gelenken.

Die einzelnen Finger (der zu massierenden Hand) werden von Daumen und Zeigefinger gleichzeitig massiert als auch beidseitig gestützt.

Dabei ist unbedingt zu beachten, dass Sie immer mit Daumen und Zeigefinger denselben Punkt massieren. Das heißt, entweder massieren beide Finger ein Gelenk oder aber einen Zwischenraum zwischen zwei Gelenken und nicht etwa an versetzten Stellen. Dies ist grundlegend für die Massage. Achten Sie deswegen bitte auf die genaue Einhaltung dieser Regel.

Daumen und Zeigefinger bilden eine Einheit. Die zu massierenden Finger sollen wie ein Band die zwei Finger durchlaufen.

Die Finger

Wir beginnen mit dem kleinen Finger. Die Massagepunkte verteilen sich wie folgt:

1. Massagepunkt

Nehmen Sie den kleinen Finger der linken Hand mit Daumen und Zeigefinger der rechten Hand direkt am Fingergrundglied. Der zu massierende Finger liegt ruhig und stabilisiert, die anderen Finger spreizen sich leicht ab, um Platz für die massierenden Finger zu machen.

Die Finger greifen seitlich an den zu massierenden Finger. Beim Einatmen suchen Sie den Massagepunkt, beim Ausatmen üben Sie sehr sachten Druck aus.

Bei den folgenden Massagepunkten verfahren Sie in gleicher Weise.

2. Massagepunkt

Dieser liegt zwischen dem Fingergrund- und dem ersten Fingergelenk.

3. Massagepunkt

Dieser liegt jetzt direkt am Fingermittelgelenk.

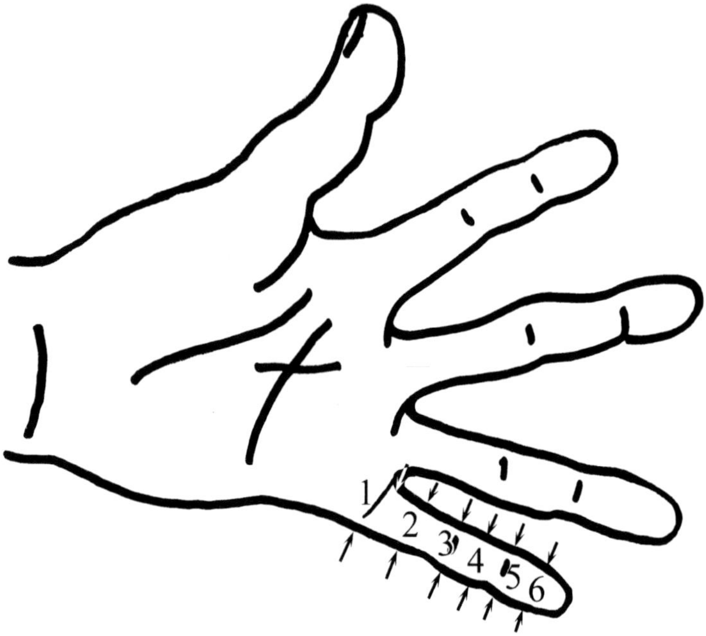

Finger-Massagepunkte

4. Massagepunkt

Dieser liegt zwischen dem ersten und zweiten Gelenk, dem Fingermittelglied.

5. Massagepunkt

Er befindet sich am Fingerendgelenk.

6. Massagepunkt

Der letzte Punkt befindet sich im Bereich des Fingernagels am Fingerendglied.

Bei allen sechs Massagepunkten gilt die gleiche Regel:

Beim Einatmen:

Ersten bzw. nächsten Punkt suchen und lokalisieren. Die massierenden Finger bereithalten, in Massageposition bringen.

Beim Ausatmen:

In den Punkt gehen, Druck ausüben, zuerst intensiver dann nachlassen. Punkt verlassen.

In dieser Massagetechnik arbeiten Sie jetzt bitte auch noch Ring-, Mittel- und Zeigefinger durch.

Die Massage des Daumens nimmt eine Sonderstellung ein, und somit widmen wir ihr eine eigene Beschreibung.

Die Atemtechnik bleibt dieselbe, die wir auch bei den Fingern angewendet haben:

Beim Einatmen:

Ersten bzw. nächsten Punkt suchen und lokalisieren. Die massierenden Finger bereithalten, in Massageposition bringen.

Beim Ausatmen:

In den Punkt gehen, Druck ausüben, zuerst intensiver dann nachlassen. Punkt verlassen.

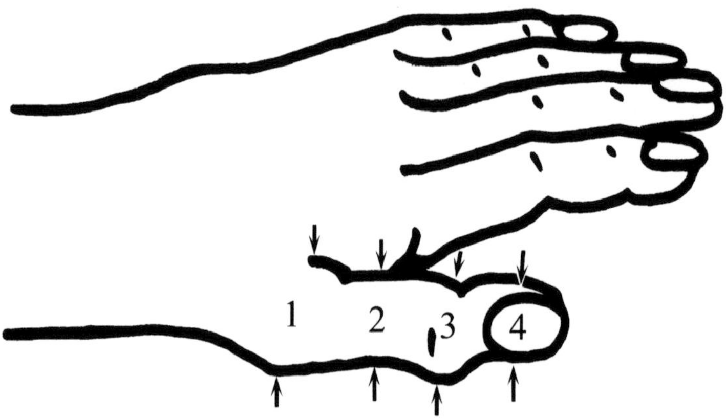

Daumen-Massagepunkte

Der Daumen

Die Besonderheit am Daumen, der über ein Gelenk verfügt als die übrigen Finger, ist, dass Sie nur vier Punkte zu massieren haben.

1. Massagepunkt

Der erste Punkt ist der gleiche wie bei den anderen Fingern, also am Daumengrundglied.

2. Massagepunkt

Er liegt zwischen dem Grund- und dem Mittelgelenk.

3. Massagepunkt

Er liegt am Daumenendgelenk.

4. Massagepunkt

Der letzte Punkt befindet sich im Bereich des Daumennagels am Daumenendglied.

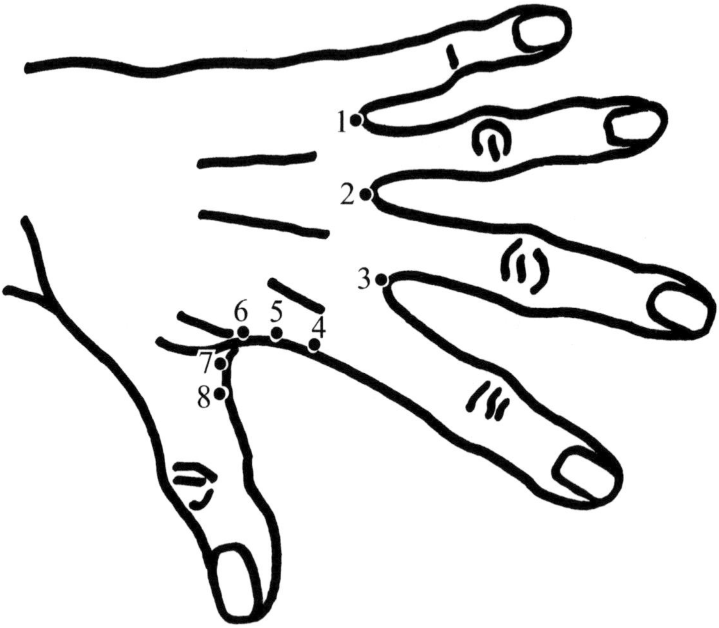

Hautpunkte zwischen den Fingern

Massage der Hautpunkte zwischen den Fingern (Hautfalten)

Bei den folgenden Massagenpunkten, die sich an den Hautfalten zwischen den Fingern (den „Schwimmhäuten“) befinden, drückt der Daumen von oben auf den entsprechenden Punkt und der Zeigefinger von unten.

1. Massagepunkt

Zwischen kleinem Finger und Ringfinger

2. Massagepunkt

Zwischen Ring- und Mittelfinger

3. Massagepunkt

Zwischen Mittel- und Zeigefinger

4. bis 8. Massagepunkt

Die Massagepunkte zwischen Zeigefinger und Daumen liegen auf den beiden Schenkeln eines gedachten Winkels.

Und nun geht es in gleicher Weise an den Fingern, dem Daumen und den Hautfalten der anderen Hand weiter.

Achten Sie bitte weithin auf eine gleichmäßig Atmung.

Viel Spaß.

2. Druckpunkte im Gesicht

Kontaktaufnahme

Bevor Sie mit der eigentlichen Massage beginnen, sollten Sie ihren Körper darauf einstimmen. Eine sanfte Berührung ist das Startzeichen dafür. Legen Sie ihre Hände während des Einatmens ganz sanft an die Wangen und setzen Sie beim Ausatmen einen kaum spürbaren Impuls auf diesen Gesichtsbereich. Nun ist der Startschuss gefallen und Sie erlernen eine wundervolle Eigenmassage.

Massieren Sie bitte nur mit zwei Finger, am besten den Zeigefingern.

1. Linie

Beim Einatmen nehmen wir die Hände von den Wangen und setzen die Zeigefinger auf den ersten Punkt unserer ersten Linie an. Er liegt in der Mitte der Stirn am Übergang von Stirn zu Haaransatz.

Beim Ausatmen geben Sie leichten Druck, der sofort wieder nachlässt.

Beim Einatmen trennen sich die Finger. Jeder wandert entlang der Haarkontur nach Außen in Richtung der jeweiligen Schläfe ca. eine Daumenbreite weiter und gibt dort wieder eine leichtes Signal beim Ausatmen ab.

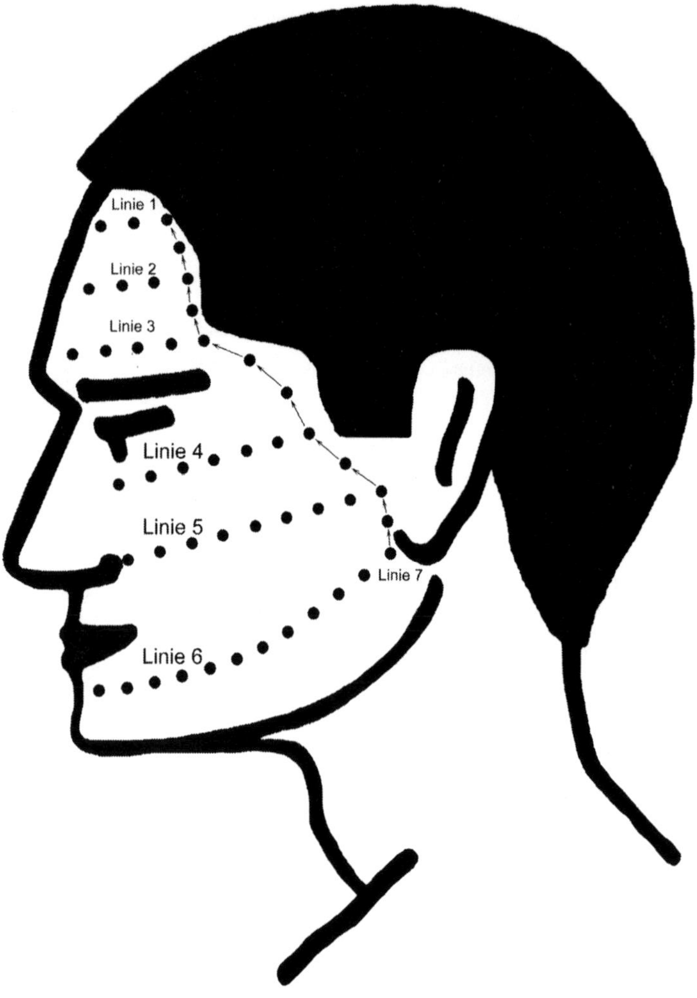

Druckpunkte im Gesicht

In dieser Weise massieren Sie auf der ersten Linie links und rechts je ca. 3 Punkte.

2. Linie

Wir kommen wieder zur Stirnmitte zurück, doch nun setzen die Daumen gut einen Finger breit unterhalb des Startpunktes der ersten Linie und fahren fort wie zuvor.

Einatmen: wir suchen den Punkt.

Ausatmen: wir geben sanften Druck ab.

Auf der zweiten Linie haben auf der jeweiligen Seite ca. 4 Massagepunkte Platz.

3. Linie

Der Startpunkt der 3. Linie liegt nun seinerseits einen Daumen breit tiefer als der der zweiten Linie, wieder in der Stirnmitte. Die massierenden Finger sollten jetzt etwas über den Augenbrauen sein.

Wie zuvor bauen Sie nun diese Linie 3 auf. Hier haben auf der jeweiligen Seite etwa 5 Punkte Platz.

Nun sind wir mit der Stirn fertig und kommen zu den Augenbereichen, die natürlich äußerster Vorsicht unterliegen. Bitte nicht in das Auge greifen, stechen oder dieses mit irgend etwas berühren. Wir massieren nur die Umgebung der Augen.

4. Linie

In Höhe der Nasenmitte legen wir die Zeigefinger sanft auf die Wangenknochen.

Von dort aus massieren wir Punkte in daumenbreiten Abständen auf einer Linie in Richtung Schläfen.

Weiterhin gilt:

Beim Einatmen den Punkt suchen,

beim Ausatmen sanften Druck abgeben.

5. Linie

Von den Nasenflügelenden massieren wir auf einer geraden Linie in Richtung zur Ohrmitte.

6. Linie

Die 6. Linie verläuft von der Kinnmitte zu den Ohrläppchen.

7. Linie = Verbindungslinie

Vom Endpunkt der Linie 6 an den Ohrläppchen aus bauen Sie eine Linie auf, die die Endpunkte der Linien 5 bis 1 (also entlang der Haarkontur, beachten Sie die Pfeile in der Zeichnung) verbindet. Am Endpunkt der Linie 1 angekommen massieren Sie diese zurück zum Ausgangspunkt auf der Stirnmitte.

Mit der Linie 7 haben Sie eine Verbindungslinie aufgebaut und können nun direkt die Kopfmassage anschließen. Auf die Kontaktaufnahme können Sie jetzt verzichten, sie ist ja bereits erfolgt.

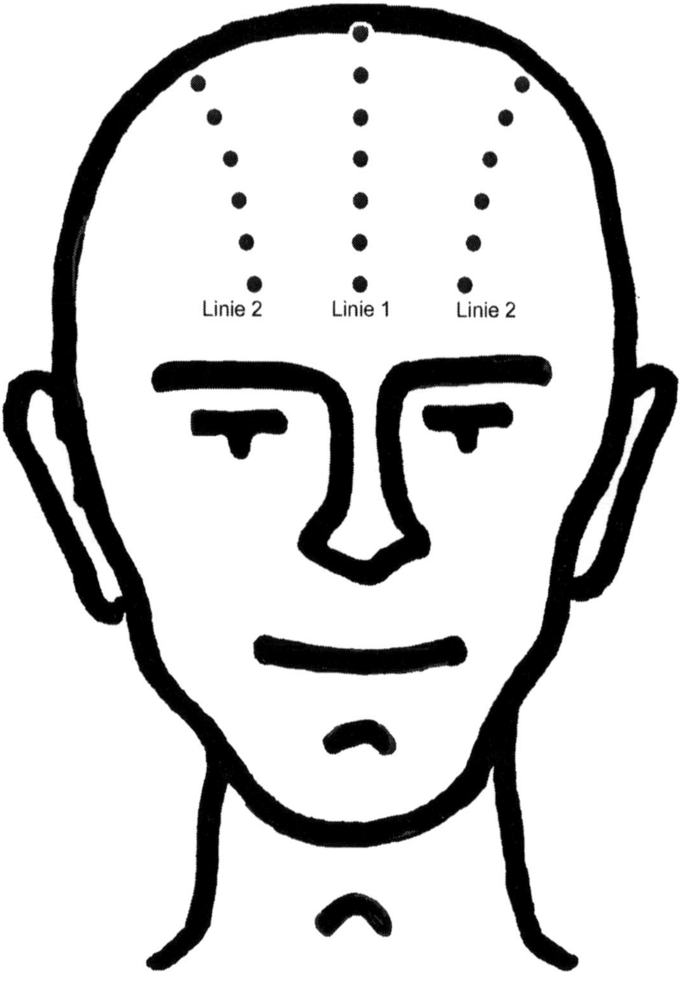

Druckpunkte auf dem Vorderkopf

3. Druckpunkte auf dem Kopf

Kontaktaufnahme

Die folgende Kontaktaufnahme brauchen Sie nur durchzuführen, wenn Sie diese Massage allein ohne die vorausgehenden durchführen. Ansonsten können Sie jetzt gleich zur ersten Linie weiterspringen.

Bevor Sie mit der Massage beginnen, sollten Sie ihren Körper mit einer sanften Berührung einstimmen darauf einstimmen. Dazu berühren Sie ihren Kopf sacht mit beiden Händen, während Sie einatmen. Beim Ausatmen setzen Sie einen leichten Druckimpuls. Das ist der erste Schritt auf dem Weg zum Massageziel.

1. Linie

Der Ausgangs- oder Startpunkt der Kopf-Druckpunktmassage liegt in der Mitte der Stirn am Übergang zum Haaransatz.

Während des Einatmens setzen wir dort beide Daumen parallel zueinander so an, dass die Nägel zum Gesicht zeigen. Die übrigen Finger bringen wir in eine bequeme Lage, indem wir sie zum Beispiel verschränken. Wie auch bei der Finger-Druckpunktmassage üben Sie beim Ausatmen sachte Druck auf den soeben fixierten Punkt aus.

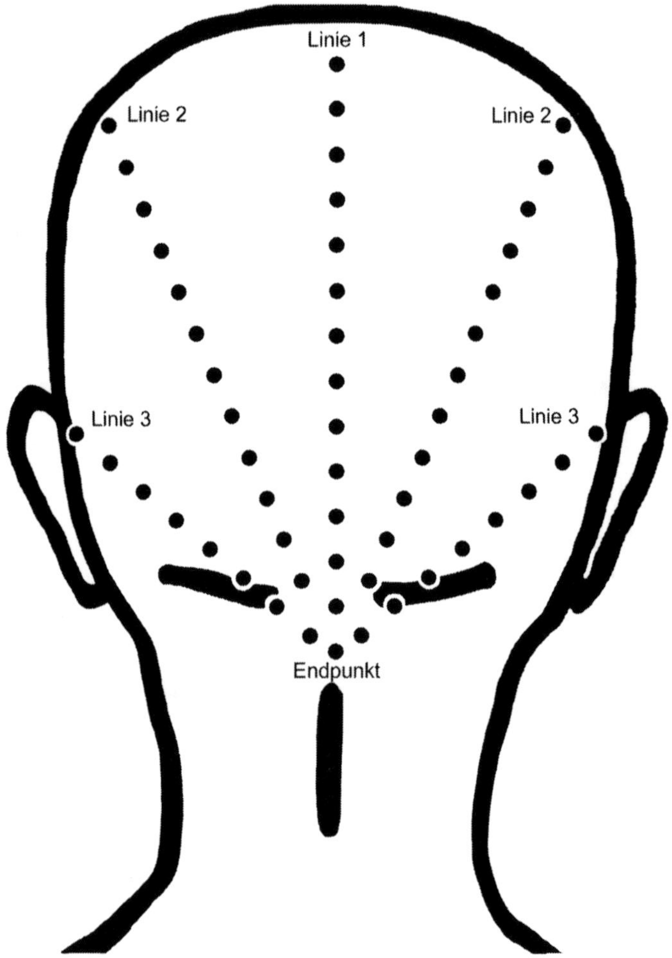

Druckpunkte auf dem Hinterkopf

Suchen Sie die folgenden Massagepunkte auf einer Linie entlang des Mittelscheitels jeweils ca. einen Daumen breit weiter in Richtung Nacken auf. Den letzten Punkt haben Sie am Haaransatz im Nacken erreicht.

Greifen Sie jetzt wieder auf den Ausgangspunkt und massieren die gleiche Linie noch einmal.

Bitte zählen Sie die Punkte, die Sie bis dahin massiert haben. Denn die gleiche Anzahl sollen Sie auf den folgenden Linien, den sogenannten Meridianlinien bearbeiten. (Die Punkte auf den Zeichnungen zeigen nur den Linienverlauf an, bitte richten Sie sich also nicht nach der dortigen Punktanzahl!)

Die Energie soll frei und ohne Unterbrechung fließen, damit sich wieder ein Gleichgewicht einstellt.

2. Linie

Nun bauen Sie die zweite Linie auf. Ihre Startpunkte befinden sich auf Höhe der Schläfen am Haaransatz - bei den sogenannten Geheimratsecken. Diesmal greift der linke Daumen an die linke Seite, der rechte an die rechte. Halten Sie die Daumen senkrecht, dass sie auf einer vorgestellten

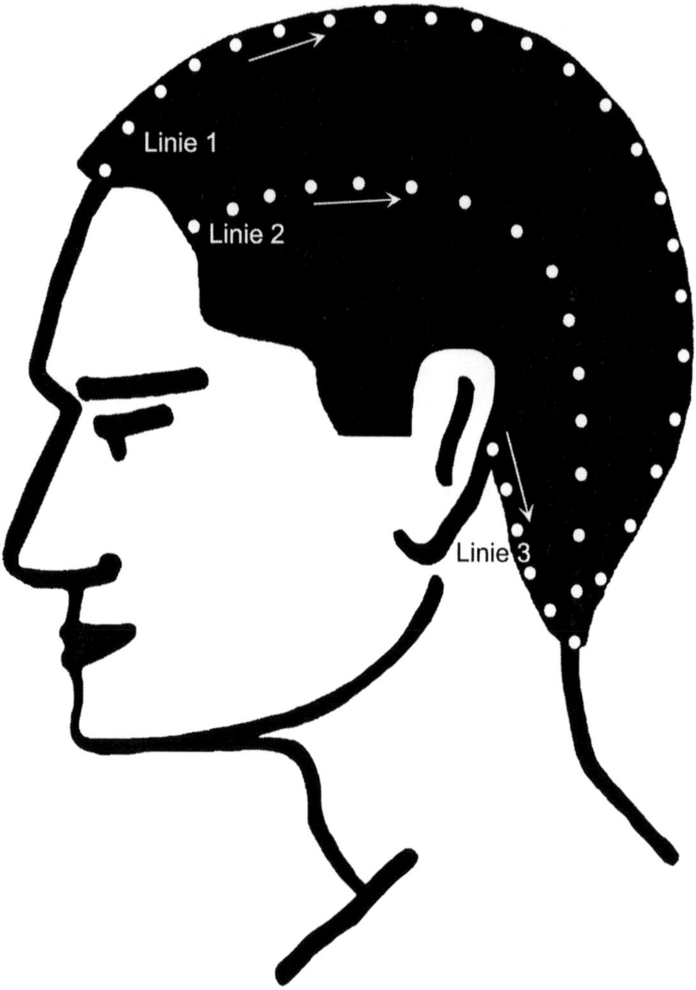

Druckpunkte seitlich am Kopf

Geraden liegen, die durch den Kopf verläuft. Dadurch entstehen sogenannte Doppelpunkte.

Wie zuvor bauen Sie nun diese Linie auf, bis Sie wieder am Nacken angekommen sind. Auch diese Linie sollten Sie, wenn es die Zeit erlaubt, zweimal massieren.

Na wissen Sie noch, wie viele Massagepunkte auf der Linie eins waren?

3. Linie

Die dritte Linie verläuft direkt an der Haarkontur entlang. Sie beginnen bei den Ohren – linker Daumen linkes Ohr, rechter Daumen rechtes Ohr – und massieren die Punkte, bis Sie im Nacken angelangt sind. Auch bei der 3. Linie arbeiten Sie wieder mit beiden Daumen gleichzeitig.

Wenn Sie etwas mehr Zeit haben und besonders viel Entspannung brauchen, können Sie nach der zweiten Massage einen langgezogenen Abschluss machen. Dazu massieren Sie die Linie 3 ein drittes Mal, danach unmittelbar anschließend die Linie 2 und dann noch die Linie 1.

4. Farbschwingung: die richtige Farbe hilft

Schließen Sie die Augen, machen Sie Ihre Gedanken frei und bauen Sie sich eine weiße Phantasieleinwand auf. Lassen Sie Erinnerungen an schöne Situationen aufsteigen. Denken Sie an Momente, in denen Sie sich besonders glücklich fühlten.

Ihr geistiges Auge ist Ihnen Pinsel und Farbpalette. Die positiven Gedanken sind Farbschwingungen, die Ihr Inneres preisgibt.

Projizieren Sie jetzt diese Farbschwingungen auf die Leinwand. Lassen Sie dabei aber keine dunklen und negativen Einflüsse auf sich wirken und entdecken Sie Ihre eigene Kreativität. Strich für Strich sollen Sie sich an diese glücklichen Ereignisse zurückerinnern und in sich selbst Ruhe finden.

Einige Farbangebote vorab sollen Ihnen helfen, um im Kopf frei zu werden und um die innere Harfe der Farbschwingung in Gleichklang zu bringen.

Träumen Sie

- von dem Gefühl, wenn Sie barfuss über eine saftiggrüne irische Landwiese laufen,

- von einem riesigen Feld voller gelb-oranger Sonnenblumen, die im Spiel des Windes ihre Köpfe hin und her wiegen,
- von saftigem rotem Mohn, dessen pure Energie uns sofort neue Kräfte verleiht,
- von frisch geernteten roten Erdbeeren, die Sie kalt mit weißer Sahne genießen,
- von einem wunderschönen wolkenlosen blauen Himmel, dessen klare Farbe uns fast verschlingt in der Unendlichkeit seiner Weite,
- von einem Sonnenuntergang in der Wüste, dessen warme Farbschattierungen von Rot über Orange zu nie gekannten Farbschauspielen führen,
- von Kirschblüten, die im Morgenlicht ein strahlendes Rosa widerspiegeln und unser Herz erfreuen,
- von einem großen Strauss roter Rosen, einem Zeichen der Liebe, Zuneigung und netter Gedanken eines lieben Menschen,
- von einer bunten Obstschale mit frischesten Früchten aller Farben und Schattierungen,

- vom warmen Orange einer weichen, saftigen Aprikose, die Sie mit jedem Bissen an exotische Orte versetzt,
- vom klaren Gelb der Bananen, welches uns die fließenden Formen im Einklang mit der Natur widerspiegelt,
- von grünen Äpfeln, die uns verleiten wieder einmal mit offenen Augen einen wunderschönen Sparziergang durch die freie Natur zu machen,
- vom Violett der Pflaumen, die unsere Gedanken frei machen, um Neues zu sehen und zu erkennen.

Gefällt Ihnen Ihre Komposition?

Einige Farben und ihre Wirkung auf uns

Rot

Ist die wärmste und zugleich wärmendste Farbe – das Gegenteil von Blau. Die Glut des Feuers. Der Treibstoff, der Leben ermöglicht und uns stark macht. Die Verbrennung von Energie, welche den Kreislauf unseres Universums stabilisiert.

Orange

Eine warme Farbe – die Flamme des Feuers, das Kraft und Ausdauer widerspiegelt, Bewegung erhält und Kreativität entwickelt. Die Urkraft der Glut kommt in Bewegung wie bei einem Vulkanausbruch, und wir befreien uns von Schadstoffen und finden durch die Reinigung neue Geborgenheit und Lebensfreude.

Gelb

Wie rot und blau, eine Grundfarbe, durch deren Zusammenspiel alle anderen Farben entstehen. Ihre Helligkeit und Fähigkeit, Glanz zu verbreiten, erfreut unsere Seele.

Sie hält unseren inneren Fluss in Gang und ermöglicht, auch den Abtransport schädlicher Stoffe. Zum richtigen Zeitpunkt am richtigen Ort das Richtige tun. Wahre Kreativität erfahren und diese auch ausleben.

Grün

Harmonisierend und ausgleichend ist diese Farbe zuerst zu nennen, worin auch ihre wichtigste Eigenschaft besteht. Sie verrät uns die Antworten auf unsere Fragen, welche wir in der Natur finden.

Die Regenerationskraft der Natur sollten wir uns zu nutze machen und auch daraus lernen. Gefestigt und verwurzelt sollten wir unser Leben leben, mit allen Unannehmlichkeiten zurecht kommen, wie ein Baum der allen Unwettern trotzt und auch weiß, dass er im Frühjahr neue Kraft hat, um Blätter sprießen zu lassen.

Blau

Die kühlende und auf das wesentliche reduzierende Farbe, besänftigend und doch auch Kraft gebend. Sie hilft uns, das Wichtigste zuerst zu sehen und befähigt uns damit, zuerst das Primäre zu erledigen und erst danach zu den nächst wichtigen zu schreiten und nicht hundert Dinge gleichzeitig zu erledigen zu wollen, um schließlich erkennen zu müssen nicht Alles zu schaffen oder nur halbherzig zu machen.

Violett

Die Entspannungsfarbe für unseren gesamten Körper in Verbindung mit Geist und Seele. Frei zu sein für neue Inspirationen. Das Gleichgewicht zwischen Spannung und Entspannung garantiert die optimale Versorgung unseres Körpers und ermöglicht fruchtbares und effektives Handeln. Frischen Wind in unsere Gehirnwindungen eindringen zu lassen, um neue Wege wahrnehmen und diese auch zu beschreiten zu können.

Rosa

Die Herzensfarbe. Verbindet uns mit allem was lebt, in uns und um uns herum. Sie ermöglicht, Zwischengrenzen zu überwinden, die uns vom Irdischen und Geistigen trennen, um aus allen Bereichen neue Kraft zu ziehen und diese auch zu finden.

Sie wird oft auch als weibliche Farbe bezeichnet, steht hierbei für Zartheit und Sensibilität, die uns Männern oft fehlt. Oft verschließen wir unser Herz in einer künstlich geschaffenen Umwelt, um nicht negativ beeinflusst zu werden. Rosa hilft uns Wege zu begehen, die es anderen Menschen wieder ermöglicht, in unser Herz vorzudringen.

Türkis

Herz und Verstand in Harmonie. Nur in der Kombination zwischen Bauch und Kopf finden wir das Notwendige, um den Kontakt zu unserer eigenen Seele zu bekommen. Diese Vereinigung all unserer

Gefühle - wie Angst, Hass und Liebe - führt uns zur höchsten Ebene unseres Seins. Geistige Einstimmigkeit mit den Warnsignalen unserer Körperempfindungen gepaart, hilft uns klar und deutlich zu sehen, was für uns gut und richtig ist.

Braun

Die Farbe der Erde – Sinnbild der Mütterlichkeit-Verbundenheit zur Erde – dort auch die Geborgenheit finden.

Braune Schuhe ... mit beiden Beinen fest auf dem Boden stehen ... mit der Welt verankert sein. Aber auch sich selbst treu sein. Braun steht auch für die Kraft des Wachstums und des Neuentstehens.

5. Der „Atem-Öffner“

Versuchen Sie sich während dieser Übung auf Ihr Inneres zu besinnen, ruhig zu werden und sich auf Ihre Atmung zu konzentrieren. Schließen Sie Ihre Augen und hören Sie Ihr eigenes Ich.

Warum der „Atem-Öffner“?

Die wenigsten Menschen können einfach die Augen schließen und sich auf Ihre Atmung konzentrieren. Zu schnell lässt man sich von irgendwelchen Nebengeräuschen ablenken. Der „Atem-Öffner“ ermöglicht Ihnen, Ihre volle Aufmerksamkeit auf das Atmen zu lenken.

Stehen Sie aufrecht, die Füße in Schulterbreite auseinandergestellt, was den festen Stand ermöglicht. Bleiben Sie locker in den Knien und entspannen Sie sich. Atmen Sie durch die Nase in den Bauch ein und durch den Mund wieder aus. Konzentrationsschwerpunkt ist das Ein- und Ausatmen. Die Hände hängen locker nach unten. Bitte beginnen Sie nun mit den Übungen.

Die folgenden Übungen sind als Einheit zu betrachten und am Stück durchzuführen.

1. Kreisübung

   Einatmen – legen Sie Ihre Hände unterhalb des Bauches ineinander, so dass die Handflächen nach oben zeigen. Lösen Sie diese wieder, bewegen Sie sie, einen Kreis beschreibend, nach oben und legen Sie wieder ineinander, so dass die Handflächen diesmal nach unten zeigen.

   Ausatmen – die Hände gleiten nach unten bis unter den Bauch und greifen wieder ineinander. Der Kreis ist fertig.

2. Hochdrücken

   Einatmen – Arme mit den Handflächen nach oben über dem Kopf ausstrecken

   Ausatmen – die Hände drücken (scheinbar) die Decke weg, gleiten nach unten bis zur Schulter bis eine waagerechte Linie entsteht.

3. Seitendrücken

   Einatmen – Arme waagerecht halten, Fingerspitzen deuten nach oben

   Ausatmen – die Hände drücken (scheinbar) die Seitenwände weg, gleiten nach unten und werden locker hängen gelassen.

4. Spitzturm

   Einatmen – Arme nach oben strecken, dabei die Hände falten, dass die Fingerspitzen dabei nach oben zeigen.

   Ausatmen – die so gefalteten Hände bis zum Bauch nach unten ziehen. Dabei die Hände ab dem Brustbein nach unten drehen, bis die Fingerspitzen nach unten zeigen.

5. Herzblatt

   Einatmen – die so gefalteten Hände gleiten bis zum Herz. Hier öffnen Sie die Faltung und legen die Hände übereinander mit den Handinnenflächen auf das Herz.

   Ausatmen – drücken Sie auf das Herz und lassen Sie die Arme danach wieder locker zu Boden hängen.

6. Das magische Quadrat

Die folgenden Griffe nennt man das magische Quadrat.

Einatmen – rechte Hand soll die Decke (scheinbar) wegdrücken, die linke gleichzeitig den Boden.

Ausatmen – Decke und Boden (scheinbar) wegdrücken und danach mit hängenden Armen in die Normalstellung zurückkehren.

<u>Jetzt dieselbe Übung umgekehrt ausführen:</u>

Einatmen – linke Hand soll die Decke (scheinbar) wegdrücken, die rechte gleichzeitig den Boden.

Ausatmen – Decke und Boden (scheinbar) wegdrücken und danach mit hängenden Armen in die Normalstellung zurückkehren.

Einatmen – den rechten Arm nach vorne ausstrecken, die Hand dabei wie ein Schutzschild senkrecht mit den Fingerspitzen nach oben halten. Die linke drückt zum Boden.

Ausatmen – diese Druckbewegungen ausführen und wieder in die Normalstellung (Arme locker hängen lassen) zurückkehren.

<u>Jetzt dieselbe Übung umgekehrt ausführen:</u>

Einatmen – den linken Arm nach vorne ausstrecken, die Hand dabei wie ein Schutzschild senkrecht mit den Fingerspitzen nach oben halten. Die rechte drückt zum Boden.

Ausatmen – diese Druckbewegungen ausführen und wieder in die Normalstellung (Arme locker hängen lassen) zurückkehren.

Einatmen – der rechte Fuß geht einen Schritt nach vorne, gleichzeitig wird auch der linke Arm nach vorne ausgestreckt.

Ausatmen – Gewicht nach vorne verlagern und zurückgehen, Normalstellung

<u>Jetzt dieselbe Übung umgekehrt ausführen:</u>

Einatmen – der linke Fuß geht einen Schritt nach vorne, gleichzeitig wird auch der rechte Arm nach vorne ausgestreckt.

Ausatmen – Gewicht nach vorne verlagern und zurückgehen, Normalstellung

7. Kreisübung

   Den Abschluss bildet die Kreisübung:

   Einatmen – legen Sie Ihre Hände unterhalb des Bauches ineinander, so dass die Handflächen nach oben zeigen. Lösen Sie diese wieder, bewegen Sie sie einen Kreis beschreibend nach oben und legen Sie wieder ineinander, so dass die Handflächen diesmal nach unten zeigen.

   Ausatmen – die Hände gleiten nach unten bis unter den Bauch und greifen wieder ineinander. Der Kreis ist fertig.

Dies sind nur ein paar Anregungen um einige positive Farbgebungen auf unser Unterbewusstsein wirken zu lassen. Eine weitere Übung um unser Unterbewusstsein zu stimulieren, ist es das Sie sich mit einigen Gedanken und Hilfsstellungen sofort wieder an diese positive Wirkung zurückerinnern können uns somit in einigen Sekunden wieder den vollen Ausgleich erfahren können. In dieser kurzen Zeit haben Sie sofort wieder einen Ausgleich und einen Stressabbau für sich selbst ermöglicht. Und das ist natürlich auch in einer winzigen Pause einer Besprechung möglich.

Sie sehen das mit einfachen Mitteln eine große Wirkung erzielt werden kann, immer und zu jeder Zeit. Nutzen Sie diese Chancen, um sich selbst positiv zu beeinflussen. Einfacher geht dies wohl kaum.

Sie sollen sich nach diesen Übungen einfach nur Rundrum Wohlfühlen , Stressfaktoren erkennen und vermeiden können und durch gezielte Druckpunkte sich selbst Entspannen können.

Literaturhinweise

Folgende Literaturhinweise verstehen sich als persönliche Empfehlungen meinerseits, die Ihnen lediglich den Einstieg in das– selbst für den Fachmann – oft nicht zu überblickende Angebot an Literatur erleichtern sollen. Dementsprechend beansprucht diese Liste weder Vollständigkeit noch beinhaltet sie eine Wertung nicht erwähnter Titel.

Richtige Atmosphäre

Too, Lillian: *Die Grundlagen des Feng Shui. Ein Praxisbuch für Einsteiger*. München (Knaur Taschenbücher) 2000

Farbwirkung

Kraaz von Rohr, Ingrid S. / Rohr, Wulfing von: *Die richtige Schwingung heilt. Das große Praxisbuch für Bach-Blüten, Farbe und andere Energien*. München (Goldmann) 1994

Entspannungsübungen der Fünf Tibeter

Gillessen, Brigitte: *Das Energieprogramm der Fünf 'Tibeter'. Kraftvolle Übungen für Körper, Geist und Seele.* München (Scherz Integral) 1997.

Kelder, Peter: *Die Fünf 'Tibeter'. Das alte Geheimnis aus den Hochtälern des Himalaya läßt Sie Berge versetzen.* 6., rev. Aufl. München (Scherz) 2001.

Atemtechnik

Langen, Dietrich: *Autogenes Training. 3x täglich zwei Minuten abschalten, loslassen, erholen. Ruhe und Kraft für den Alltag.* GU Ratgeber Gesundheit. 4. Aufl. München (Gräfe & Unzer) 2001.

Weiterführung in der Massage

Dallinger, Alois Stefan: *Die Wellness-Handmassage.* München (BOD) 2001

Morita, Pat: *Shiatsu, 1 Videocassette. Die asiatische Massage.* Düsseldorf (Lange Media) 1994

Für Geübte kann ich persönlich noch sehr empfehlen:

Travell, Janet G. / Simons, David G.: *Handbuch der Muskel-Triggerpunkte in zwei Bänden:*

Band 1: *Obere Extremität, Kopf und Rumpf*. 2. Auflage. München (Urban & Fischer) 2002

Band 2: *Untere Extremität*. München (Urban & Fischer) 2001

Weitere Bücher des Autors:

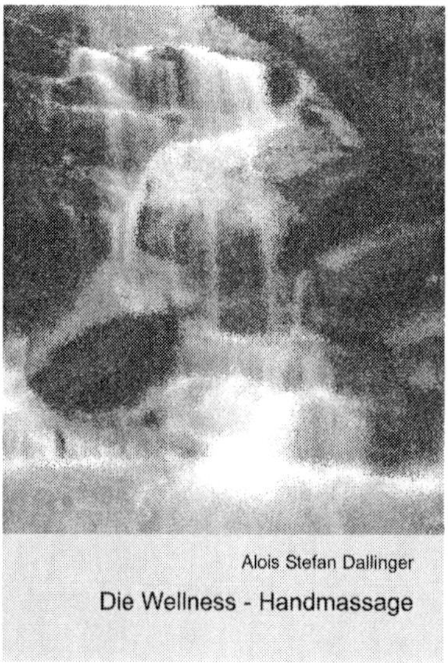

Alois Stefan Dallinger:
Die Wellness - Handmassage.
München (BOD) 2001
ISBN 3-8311-3053-1

Bände in Vorbereitung:

Die Kopf- und Gesichtsmassage

Die Partnermassage